DE

L'HYPERTROPHIE DU CŒUR

DANS SES RAPPORTS AVEC L'ABSENCE

DE LA VALVULE DE LA GRANDE VEINE CORONAIRE;

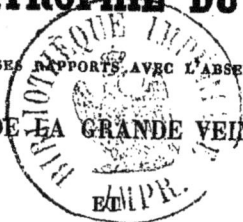

RÉFLEXIONS

SUR LA

MALADIE D'ADDISON;

Par le Doct^r ADELPHE ESPAGNE,

Chef-Interne à l'Hôtel-Dieu St-Éloi.

MONTPELLIER,

IMPRIMERIE DE RICARD FRÈRES, PLAN D'ENCIVADE, 3.

1857.

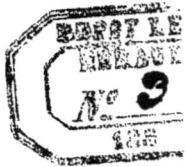

DE L'HYPERTROPHIE DU COEUR

DANS SES RAPPORTS AVEC L'ABSENCE

DE LA VALVULE DE LA GRANDE VEINE CORONAIRE:

ET

RÉFLEXIONS

SUR LA

MALADIE D'ADDISON.

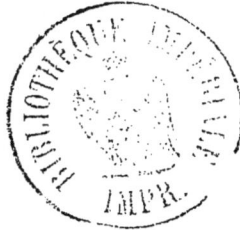

A MON ONCLE

Adelphe JAC DU PUGET,

PRÉSIDENT A LA COUR IMPÉRIALE, MEMBRE DU CONSEIL
GÉNÉRAL DE L'HÉRAULT,

Chevalier de la Légion d'Honneur, etc.

*Permets-moi de t'offrir ces prémices de ma
jeune expérience, en souvenir de l'affection
que tu as toujours eue pour moi.*

A. ESPAGNE.

DE

L'HYPERTROPHIE DU CŒUR

DANS SES RAPPORTS AVEC L'ABSENCE

DE LA VALVULE DE LA GRANDE VEINE CORONAIRE;

PAR

le Dʳ ADELPHE ESPAGNE,

Chef-Interne à l'Hôtel-Dieu St-Éloi.

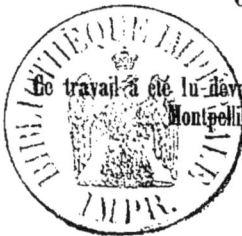

(Ce travail a été lu devant la Société de Médecine et de Chirurgie pratiques de Montpellier, dans sa séance du 22 Juin 1856.)

Erit forsan et hic aliquid novi expositum.
(THEBESIUS.)

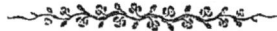

MONTPELLIER,

IMPRIMERIE DE RICARD FRÈRES, PLAN D'ENCIVADE, 3.

—

1857.

DE

L'HYPERTROPHIE DU CŒUR

DANS SES RAPPORTS AVEC L'ABSENCE

DE LA VALVULE DE LA GRANDE VEINE CORONAIRE.

L'anatomie pathologique a fait d'immenses progrès dans l'époque médicale contemporaine. Fière de ses découvertes, elle a souvent dépassé son but, en appelant vagues et incertaines toutes les notions qui ne découlaient pas d'elle, et en se posant comme le *criterium* de l'art médical. Plus réservée aujourd'hui, elle se borne à n'être qu'une partie indispensable de la nosologie.

L'étude des hypertrophies du cœur a été vivement éclairée par les recherches cadavériques. Sans doute l'anatomie pathologique ne nous indique rien relativement au traitement des maladies de cet organe ; mais elle nous les fait mieux connaître, et justifie l'impuissance, trop souvent constatée, des moyens thérapeutiques.

Les maladies du cœur sont assez fréquentes à l'hôpital St-Éloi. Plusieurs fois j'ai eu l'occasion de constater l'hypertrophie générale avec insuffisance des valvules aortiques. Jamais je n'avais aperçu dans l'oreillette droite une lésion pareille à celle qui fait l'objet de cette communication.

Au N° 13 de la salle St-Gabriel (service de M. le Professeur Dupré) a été couché, du 20 Avril au 13 Mai 1856, le nommé X......, réfugié espagnol, chocolatier, lequel racontait avoir éprouvé, depuis quinze ans, des palpitations avec essoufflements fréquents à la suite de ses voyages et de son exil. Peu à peu les symptômes augmentèrent ; l'essoufflement devint continu, et le décubitus horizontal fut impossible. Les membres inférieurs s'infiltrèrent ; une ascite se forma ; les bras furent atteints à leur tour par l'anasarque, et, le 13 Mai, le malade succomba, après une paracentèse pratiquée suivant le mode ordinaire, laquelle avait donné issue à une dizaine de litres de sérosité.

Cet homme était déjà très-fatigué, lorsqu'il arriva à l'hôpital St-Éloi. Il supportait avec peine l'interrogation et l'examen local. Il était pourtant facile de diagnostiquer une hydropéricarde. Quant à la lésion organique du cœur, la profondeur des bruits nuisait à la précision du diagnostic, bien que leur force, leur longueur, leur vaste surface, le souffle dont ils s'accompagnaient aient toujours fait soupçonner une hypertrophie excentrique.

L'autopsie confirma ce diagnostic en y ajoutant la révélation d'un *élément nouveau*, pour ainsi dire, que les auteurs contemporains paraissent avoir tout-à-fait négligé.

Un tiers de litre environ de sérosité citrine occupait la cavité du péricarde. A la partie inférieure de la face antérieure du cœur, un peu au-dessus du sommet, existaient des fausses membranes qui correspondaient à une exsudation tout-à-fait analogue , tapissant la portion de séreuse contre laquelle le cœur venait battre pendant la vie. Cet organe , énormément hypertrophié , avait la forme d'une gibecière. La pointe avait disparu, et elle était confondue avec la périphérie inférieure.

Vidé de tous caillots, ce cœur a pesé 715 grammes. D'après les chiffres donnés par MM. Bouillaud , Bouisson, Bizot, Clendinning, etc., le poids normal oscille entre 200 et 300 grammes. Mesuré dans ses divers diamètres , il a offert les dimensions suivantes qui sont toutes bien supérieures à celles de l'état normal :

Circonférence.. 245 mm.
Longueur....... 164
Largeur......... 159
Épaisseur 85

L'hypertrophie, bien que générale, portait plutôt sur le ventricule gauche que sur le droit. La plus grande épaisseur du ventricule gauche correspondait à sa partie moyenne. En même temps les cavités étaient augmentées : c'était donc une hypertrophie excentrique.

La lésion qui fixa le plus mon attention siégeait dans l'oreillette droite. Après l'avoir ouverte , je cherchai vainement la valvule de la grande veine coronaire, sur laquelle la postérité a gravé le nom de Thébésius, bien qu'il ne l'ait pas spécialement décrite, ainsi qu'on peut s'en convaincre par la lecture de son opuscule sur la circulation du sang dans le cœur (1). Cette *valvule*

---

(1) *Adami Christiani Thebesii med. doct. dissertatio medica de circulo sanguinis in corde.* Leyde, 1716.

n'existait pas. En outre, le calibre énorme de la veine
laissait pénétrer un doigt. N'était la situation, on l'aurait
prise pour la veine cave inférieure.

Cette lésion m'a paru d'autant plus remarquable, qu'elle
n'est pas généralement signalée dans les ouvrages d'aujourd'hui. Ce n'est pas à dire pour cela qu'elle ait été
inconnue aux anatomo-pathologistes antérieurs à notre
époque. La 64e lettre de Morgagni contient la relation
d'un fait analogue à celui-ci. Il s'agit d'une femme dans
le cadavre de laquelle il trouva la plupart des artères
ossifiées, deux veines caves abdominales, et dont le cœur
lui offrit l'altération suivante : « *Cor vero orificium
coronariæ venæ habebat non membranea valvula instruc-
tum, sed tenuibus crebrisque parallelis filamentis ab summo
ad imum descendentibus, tam a dextris quam a sinistris
ita opertum ut sanguis tamen inter filamentum et filamentum, magis autem per orificii medium, ubi filamenta
prorsus deerant transire posset* (1). »

Si Morgagni, qui a ouvert tant de cadavres, signale
comme un fait remarquable la désorganisation de cette
valvule, que n'aurait-il pas dit de son absence complète ?

Portal, dans son Anatomie médicale, fait observer que
les sinus et les veines coronaires sont excessivement
dilatés lorsque les parois des ventricules du cœur sont
épaisses et agrandies, et encore lorsque l'oreillette
droite est considérablement dilatée. En pareil cas, il a vu
le sinus coronaire si ample qu'on pouvait y introduire le
pouce (2); mais il ne dit pas ce que devient alors la

---

(1) Morgagni. *De sed. et caus. morb.*, *lit. LXIV*, 2.
(2) Portal. Anatomie médicale, t. III, p. 365.

valvule du sinus coronaire qu'il a décrite assez longuement quelques pages plus haut (1).

L'importance de cette valvule mérite pourtant qu'on s'y arrête quelques instants, bien que plusieurs anatomo-pathologistes, M. Bouillaud entre autres, n'aient pas parlé d'elle, même à l'état normal (2). Meckel, il est vrai, fait la remarque qu'elle est souvent partagée en plusieurs replis fibreux au lieu d'être unique, — le fait de Morgagni a beaucoup de rapports avec la disposition citée par Meckel, — que parfois même elle n'existe pas (3). M. J. Béclard pense qu'elle ne ferme pas complètement l'orifice des veines coronaires (4). Mais ces auteurs sont en contradiction avec l'opinion la plus répandue. MM. Cruveilhier et Sappey, dont les traités classiques sont entre les mains de tout le monde, admettent la constance de cette valvule. Toutefois, d'après M. Cruveilhier, il s'en faut de beaucoup qu'elle s'oppose entièrement au reflux du sang dans les parois du cœur, car l'injection poussée par la veine cave supérieure passe toujours dans la veine coronaire (5). « Mais ce reflux, dit M. Sappey, n'atteste pas l'insuffisance de la valvule de Thébésius : après la mort, l'oreillette droite se laisse distendre indéfiniment par les fluides qu'on injecte dans sa cavité ; cette distension considérable dilatant l'embouchure de la veine sans dilater la valvule qui la recouvre, celle-ci

---

(1) Portal. *Loc. cit.*, p. 365.
(2) Bouillaud. Traité clin. des maladies du cœur.
(3) Meckel. Manuel d'anatomie générale, descript. et pathol., t. II, p. 275.
(4) Traité élém. de physiologie.
(5) Cruveilhier. Anatomie descript., t. II.

devient insuffisante; pendant la vie, lorsque l'oreillette, réagissant sur le sang qu'elle renferme, se contracte, c'est-à-dire se rétrécit au lieu de se dilater passivement, ses orifices participent au resserrement de sa cavité, et celui de la veine coronaire peut être dans cette condition complètement oblitéré par sa valvule (1). »

Si mon observation personnelle pouvait être de quelque poids après celle d'hommes aussi habiles, je dirais que je n'ai jamais vu la valvule, dite de Thébésius, manquer d'une manière complète, surtout chez les sujets bien constitués. Il est vrai que je l'ai vue, dans quelques cas très-rares, criblée d'ouvertures et extrêmement transparente; mais je n'ai constaté cette disposition que sur des sujets encore jeunes, faibles et amaigris, dont le cœur présentait un certain degré d'atrophie à laquelle participaient ses veines. On comprend facilement que la dilatation aspiratrice des ventricules unie à la contraction synergique des fibres musculaires des oreillettes puisse suppléer, en pareil cas, à l'insuffisance de la valvule coronaire, et s'opposer au reflux du sang dans les veines cardiaques.

Sur un cœur normalement constitué, l'absence ou la désorganisation de cette valvule coïncidant avec une dilatation de la grande veine coronaire, doit être mise désormais au nombre des causes organiques, déjà si nombreuses, de l'hypertrophie, laquelle peut être expliquée : 1° par l'afflux trop considérable du sang dans les parois du cœur. Il est évident, en effet, que le sang veineux, quoique imparfait, fournit encore à l'absorption un assez grand nombre de matériaux assimilables; 2° par

(1) Sappey. Anat. descript., t. I, p. 534.

augmentation d'exercice, un pouls veineux des veines coronaires venant se surajouter aux mouvements normaux du cœur.

Comment s'est produite cette absence de la valvule de Thébésius? Est-elle congénitale ou accidentelle? Dans cette dernière hypothèse, la destruction de la valvule a-t-elle précédé la dilatation de la veine, ou cette dernière lésion a-t-elle été primitive? Quelle importance faut-il accorder à ces altérations organiques dans l'étiologie des maladies du cœur?

Le petit nombre de cas que j'ai pu réunir jusqu'ici ne me permet pas de fournir une réponse satisfaisante. Aujourd'hui je me suis borné à constater le fait; je tâcherai de l'expliquer dans la suite, s'il m'est permis de recueillir de nouvelles observations.

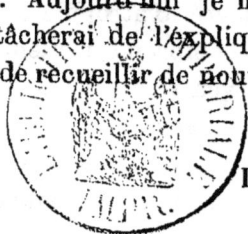

FIN.

CONSIDÉRATIONS CLINIQUES

SUR LA

MALADIE D'ADDISON.

PAR

le Dr Adelphe Espagne,

Chirurgien interne des Hôpitaux de Montpellier, etc.

(Ce travail a été lu devant l'Académie des Sciences et Lettres de Montpellier, dans sa séance du 17 Novembre 1856.)

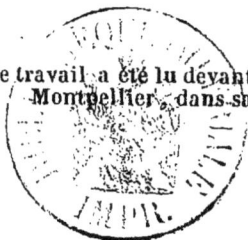

MONTPELLIER,

IMPRIMERIE DE RICARD FRÈRES, PLAN D'ENCIVADE, 3.

1857.

CONSIDÉRATIONS CLINIQUES

SUR LA

MALADIE D'ADDISON.

———

« L'atrabile a donné lieu à de longues discussions. Des médecins ont consacré à son étude un temps précieux qu'ils auraient pu mieux employer. Dépassant à leur tour les limites, d'autres ont négligé cette humeur ; il en est même qui n'en ont fait aucune mention. Ils sont bien plus répréhensibles que ceux qui ont écrit sur ce sujet des choses inutiles (1). »

Ces paroles, qui ouvrent le *De atra bile libellus* de Galien, me paraissent caractériser la conduite des mé-

---

(1) *Galeni op. omn. Lugduni*, 1550. Tom. I, pag. 125, in-fol.

decins de ce temps-ci. En présence des nouveaux faits
morbides que M. Addison soumet à l'appréciation du
monde scientifique, les uns acceptent toute sa théorie,
d'autres la repoussent; quelques-uns, plus sages, enre-
gistrent la découverte du praticien de Londres, ne lui
attribuent pas la création d'un nouveau genre de maladie,
mais, tenant compte de ses observations anatomo-patho-
logiques, ils les mettent en rapport avec les ouvrages de
la médecine ancienne. Les premiers maîtres nous ont
laissé des peintures dont quelques traits peuvent être
comparés aux symptômes de la maladie prétendue nouvelle. Est-ce une identité, est-ce une simple ressemblance superficielle? Telle est la question qui nous agite.
L'ictère noir de la pathologie antique, celui surtout
qu'Arétée a décrit dans son pittoresque langage (1), s'ac-
compagnait de phénomènes anémiques que M. Addison
pourrait faire entrer dans la nosographie de la maladie
de bronze; mais le rapport des changements de couleurs
à la peau avec diverses altérations des capsules surrénales est un élément nouveau qu'il a introduit dans la
discussion, et dont il faut le remercier. Sans doute au-
delà de la lésion que M. Addison nous signale, « au-
dessus de tous les phénomènes et de toutes les altérations
que le microscope, le scalpel et les réactifs font voir et
toucher, il existe un phénomène inaccessible à tous les
moyens physiques d'investigation, et qui ne se révèle
qu'à l'œil de l'intelligence; phénomène culminant dans
lequel tous les autres sont renfermés comme des consé-
quences dans leur principe : nous voulons parler d'une

(1) *Aretæi Cappadocis, de causis et sign. diut. morborum.*

altération de la vie dans sa source, altération à laquelle il faut toujours remonter dans toute maladie vraiment digne de ce nom (1). » Toutefois les recherches du Professeur anglais élargissent nos connaissances en nous montrant les traces de la puissance morbide dans une région encore inexplorée. En outre, ses travaux serviront peut-être à jeter quelque jour sur la physiologie des capsules surrénales.

Recherches sur les fonctions et la structure des capsules surrénales.

L'innervation et la vascularité si riches de ces organes ont toujours donné à penser qu'il s'accomplissait ou qu'il s'était accompli en eux une fonction importante. On est à peu près d'accord aujourd'hui à ne leur attribuer qu'un rôle secondaire dans l'âge adulte. C'est pendant la vie intra-utérine que leur action est mise en jeu, ainsi que le prouvent l'ampleur de leur volume chez le fœtus, et leur décroissance quelque temps après la naissance. Ont-elles pour fonction chez le fœtus de fournir une humeur propre à remplir le canal thoracique qui alors ne reçoit point de chyle des intestins, ainsi que pensait Morgagni? Doit-on croire, avec Gaspard Bartholin, qu'elles séparent l'atrabile du sang et la transmettent dans la veine cave (2)? S'il était permis d'embrasser une hypothèse, c'est à celle-ci qu'il faudrait s'attacher; elle a en

---

(1) L. Barre. Thèse inaugurale sur la maladie de Bright. Montpellier, 1842, p. 88 et 89.

(2) Splanchnologie de Gavard, p. 453 et 454.

sa faveur toutes les inductions de la théorie. Arnold les croit destinées spécialement à l'absorption de la lymphe qui vient des organes génito-urinaires. D'après Schmidt, le passage du sang à travers leur tissu fournit à ce liquide les qualités nécessaires pour exciter le cœur, qualités dont la sécrétion du suc intestinal, de la bile et de l'urine le dépouillent (1). Sénac leur attribuait la sécrétion du méconium ; Riolan et Riegels celle de la graisse ; Valsalva celle d'un liquide propre à étendre le sperme; Duvernoy, Deidier et Heuermann celle d'une substance analogue à l'urine, etc. (2). On voit que la théorie de Gasp. Bartholin se rapproche le plus de celle de M. Addison. Le nom de capsules atrabilaires qui est donné quelquefois aux organes dont nous nous occupons, leur plus grand volume, dit-on, chez les nègres, et les nombreuses granulations noires que Müller prétend avoir trouvées dans leur substance corticale chez l'enfant nouveau-né, justifient, jusqu'à un certain point, cette théorie.

Au point de vue histologique, l'histoire des capsules surrénales n'est pas plus avancée qu'au point de vue physiologique. De la substance médullaire, éminemment vasculaire, paraissent rayonner de nombreux capillaires qui forment les stries que Müller a décrites dans la substance corticale. D'après Huschke, on ne trouve dans ces organes que des tissus généraux : tissu cellulaire, vaisseaux et nerfs (3). Pourtant l'examen microscopique fait avec le concours bienveillant de mon collègue,

---

(1) Burdach. Physiologie, tom. IX.
(2) Huschke. Splanchnologie, tom. V de l'Encyclop. anat.
(3) *Idem.*

M. Cellarier, plus versé que moi en anatomie générale,
nous a démontré un élément histologique que Huschke
n'a pas mentionné. A part le tissu cellulaire type, des
vaisseaux et des gouttelettes graisseuses, — celles-ci
n'existaient que dans la substance corticale, ce qui
s'explique par l'atmosphère cellulo-graisseuse dans
laquelle les reins et les capsules sont plongés, — nous
avons aperçu, surtout dans la substance médullaire, une
agglomération de tissu granuleux déformé, ressemblant
assez à de la fibrine coagulée, ou à un amas comprimé
de globules de pus.

Je dois dire que ces recherches perdent une partie
de leur intérêt et pourraient manquer d'exactitude parce
qu'elles ont été faites sur des capsules surrénales macé-
rant dans l'eau depuis cinq jours. Voici ce que nous
avons trouvé, M. Cellarier et moi, en opérant sur une
capsule récente du côté droit, parfaitement saine. Elle
appartenait à un jeune militaire, qui avait succombé
huit heures après une opération de trachéotomie, pratiquée pour un croup compliqué d'œdème de la glotte,
consécutifs à une angine couenneuse.

Il nous a paru qu'il n'y avait pas de substance corticale proprement dite. Ce qu'on appelle de ce nom n'est
qu'une enveloppe celluleuse feutrée et serrée, renfermant
du tissu cellulaire, des vaisseaux et des nerfs, et un petit
nombre de granules et de corpuscules que nous avons
vus surtout dans la substance médullaire, dont ils ne
paraissent pas différer. La division entre la substance
corticale et la médullaire n'est donc qu'apparente; sous
ce point de vue, les capsules surrénales se rapprochent
des reins dans lesquels il est admis que les conduits cor-

ticaux de Ferrein se continuent avec les tubes des pyramides.

La substance médullaire nous a semblé formée de tissu granuleux dans lequel existent des corpuscules particuliers, circulaires, aplatis, d'un volume variable, supérieur à celui des globules de pus, à contour accentué, quelquefois sinueux. Ces corpuscules contiennent dans leur intérieur : 1° des noyaux de volume variable, au nombre de un ou deux, dont les plus volumineux nous ont offert un reflet vert foncé à la lumière artificielle; 2° des granules en quantité variable.

Un de ces corspuscules nous a paru gris noirâtre, à contour noir bien accusé. Il contenait des granules de même couleur et deux noyaux transparents.

L'eau gonflait les corpuscules, dissolvait en partie les noyaux et épaississait la membrane enveloppante. L'acide acétique changeait leur forme en les rendant ovoïdes, épaississait encore leur contour et dissolvait complètement les noyaux et les granules. De cette dissolution résultait la transparence des corpuscules.

Les corpuscules paraissent disposés par groupes, et le reste de l'organe est formé de tissu cellulaire et de nombreux vaisseaux.

En résumé, les éléments histologiques des capsules surrénales sont : 1° des corpuscules particuliers contenant un ou deux noyaux et des granules emprisonnés; 2° des granules libres qui environnent les corpuscules. Tous ces éléments, corpuscules et granules libres, sont baignés par un liquide jaune rougeâtre. Quel est ce liquide? est-ce de la lymphe colorée par le sang? est-ce un produit de sécrétion? Dans le cas où cette dernière hypothèse serait admise, est-ce un liquide intermoléculaire, ou est-il contenu dans une cavité, réservoir de l'atrabile ou de l'humeur que sécrètent les capsules surrénales? Là-dessus les avis sont encore partagés. Les uns prétendent que la cavité admise par les anciens anatomistes n'est que l'intérieur de la grande veine capsulaire qui s'élargit beaucoup à son entrée dans l'organe. D'autres croient à une cavité réelle; les plus nombreux, à l'opinion desquels je me range, admettent que la cavité est artificiellement produite par la rapide déchirure des capillaires d'un organe qui se putréfie très-facilement. Quoi qu'il en soit, M. Vulpian, membre de la Société de biologie, prétend, avec le liquide des capsules, avoir donné lieu à une réaction particulière qu'il n'a pas pu reproduire avec le suc exprimé de la thyroïde, de la rate, du foie, de la substance cérébrale, de toutes les membranes muqueuses, des ganglions semi-lunaires, des muscles, etc.; le sang lui-même n'aurait pas donné lieu à cette réaction spécifique.

Ce liquide est neutre ou très-légèrement acide. Le sesquichlorure de fer, les sels de sesqui-oxyde et même de protoxyde de fer y produisent une teinte glauque, quelquefois noirâtre, tirant un peu sur le bleu ou sur le vert. La teinture aqueuse d'iode y détermine une teinte rose carmin qui est aussi développée à un moindre degré par la potasse, la soude, la baryte employées en petite quantité, et même par le chlore et le brôme en solution aqueuse. Le principe de ces réactions, soluble dans l'eau et dans l'alcool, n'est pas détruit par l'ébullition qui le rend encore plus apparent, ni par l'exposition à l'air dans l'eau ordinaire ou distillée. Les acides sulfurique et azotique, neutralisés par l'ammoniaque, versés par goutte dans de l'eau contenant ce principe à laquelle on ajoute la teinture aqueuse d'iode ; ne le détruisent pas non plus.

M. Vulpian a obtenu ces résultats en opérant sur les capsules surrénales du mouton. Chez l'homme, dit-il, la recherche échoue souvent à cause de la prompte altération de la substance médullaire. M. Vulpian a aussi obtenu cette réaction avec le sang veineux des capsules, recueilli dans une sorte de sinus qui parcourt toute la longueur de la substance médullaire. La réaction a même été produite, quoique plus faiblement, avec un caillot pris dans la veine cave, auprès de l'embouchure de la veine-capsulaire (1).

Les capsules surrénales peuvent donc être regardées comme des glandes vasculaires sanguines. Leur sécrétion est récrémentitielle. Bien que les expériences de M. Vulpian manquent un peu de précision, car il ne dit pas qu'il ait examiné le sang des artères capsulaires à leur entrée dans l'organe, on ne peut s'empêcher de reconnaître tout l'intérêt des faits nouveaux qu'il nous révèle. La modification du sang pendant son passage à travers le tissu capsulaire ne nous paraît pas devoir être mise en doute. Si la glande surrénale est altérée dans ses fonctions ou sa texture, la modification spéciale qu'elle est chargée de faire subir au liquide nourricier n'aura pas lieu, et l'économie entière s'en ressentira, en vertu de ce *consensus* vital qui unit intimement toutes les parties de notre agrégat, dans lequel une molécule ne peut souffrir sans que tout le système ne participe à sa souffrance.

Si les éléments colorés rencontrés par Müller, et dont

---

(1) Académie des Sciences ; séance du 6 Octobre 1856.

nous avons trouvé un vestige, étaient observés plus fréquemment dans les capsules surrénales, ne serait-il pas permis de dire que le dépôt, sur l'appareil pigmentaire, des granules et des corpuscules gris noirâtres non éliminés par les veines capsulaires et la veine cave, donne lieu à la maladie de bronze? Je laisse à des physiologistes plus habiles le soin de résoudre cette téméraire hypothèse, qui n'est émise ici qu'avec la plus grande réserve.

MALADIE D'ADDISON.

Il n'y a pas lieu de s'étonner que M. Addison ait étudié la pathologie des capsules surrénales. Doyen des médecins de *Guy's Hospital*, collaborateur des travaux de Bright, dont la découverte fut faite en 1827 dans le même hôpital, M. Addison a porté depuis beaucoup d'attention sur les lésions locales de l'albuminurie et des organes voisins des reins. Il a suivi la voie que Richard Bright a tracée. Ses premières communications publiques *sur les effets généraux et locaux des maladies des capsules surrénales* datent de 1855. MM. les docteurs Dechambre et Lasègue les ont fait connaître en France : l'un dans la *Gazette Hebdomadaire*, au mois de Février 1856; l'autre dans les *Archives Générales de Médecine*, au mois de Mars suivant. Toutefois, en 1837, M. Rayer, dans un mémoire sur les apoplexies des capsules surrénales, inséré dans le journal l'*Expérience*, avait noté dans une observation l'aspect cyanosé de la face qui devint d'une couleur lie de vin; dans un autre, « un teint jaune verdâtre qui fit admettre l'existence d'une lésion organique. » Le médecin de la Charité signala ces faits sans y attacher de l'importance. L'honneur de la découverte nouvelle revient donc tout entier au Professeur anglais.

Muni de vingt-sept observations, M. Addison cherche à établir la nouvelle espèce morbide sur les symptômes suivants : *couleur bronzée générale de la peau, avec taches noires de surface variée dans les parties où a lieu en général une plus grande sécrétion pigmentaire ; amaigrissement, flaccidité des chairs, anémie ; affaiblissement marqué du corps et de l'esprit ; anorexie, épigastralgie ; parfois vomissements ; douleurs lombaires à caractère indéterminé ; convulsions épileptiformes* (1). Les convulsions ont fait défaut chez la plupart des malades dont l'histoire a été citée dans les journaux de médecine français ; les désordres de l'intelligence et les troubles des voies gastriques ont manqué chez un grand nombre. Ces circonstances rétrécissent de moitié la symptomatologie d'Addison.

Les deux premiers faits publiés en France ont été celui de M. Trousseau (2) et celui de M. Second-Ferréol, interne à l'hôpital St-Louis, qui a fait paraître une curieuse observation, avec autopsie, suivie de réflexions très-intéressantes, prise dans le service de M. Cazenave (3). Chez le malade de M. Trousseau, l'anémie bronzée se déclara au milieu de conditions assez fâcheuses. Elle atteignit un cocher avare qui se soumettait de lui-même à un régime insuffisant dans le but de grossir ses bénéfices : c'était

---

(1) Gazette Médicale de Paris, 6 Septembre 1856.
(2) Gazette des Hôpitaux, 5 Août 1856. Académie de médecine, séance du 26 Août.
(3) Gazette Médicale, 6 Septembre 1856.

le cocher d'un Ministre; après trois mois de maladie, pendant lesquels il présenta tous les symptômes modernes de l'anémie, il fut emporté par une diarrhée colliquative. A l'autopsie, on trouva sains tous les organes, excepté les poumons qui contenaient quelques noyaux tuberculeux, et les capsules surrénales, grosses comme un œuf de poule, criblées de dépôts tuberculeux dont quelques-uns étaient ramollis. Le malade de M. Second-Ferréol vint mourir, à St-Louis, d'une phthisie très-avancée, avec diarrhée colliquative et vomissements fréquents. A l'autopsie, on trouva les poumons farcis de tubercules. Les deux capsules étaient hypertrophiées, dégénérées; les deux substances confondues étaient sillonnées de masses cartilagineuses enfermant des noyaux de graisse jaune. Le microscope ne révéla à M. Robin que de la graisse et du pus. Un morceau de peau, soumis à l'examen de M. Vulpian, offrit une couche sous-épidermique de granulations pigmentaires très-abondantes.

M. Trousseau communiqua ces faits à l'Académie de médecine. Il fit de nombreux emprunts à la physiologie des vivisecteurs pour appuyer la théorie de M. Addison. Déjà, dans son cours de l'hiver 1853-54, M. Gratiolet, du Muséum d'histoire naturelle, avait étudié sur les animaux les effets de l'ablation des capsules surrénales, avant que M. Addison eût publié ses observations de maladie bronzée. Dans le courant de cette année, M. Brown-Séquard, qui n'avait probablement pas connaissance des travaux antérieurs de M. Gratiolet, exposa à l'Institut ses propres expériences qui confirment celles du savant naturaliste du Muséum. S'appuyant sur les faits que M. Brown-Séquard venait de livrer à la publicité,

M. Trousseau conclut que les capsules surrénales constituent un organe très-important de l'économie, puisque des lapins à qui l'on en fait l'ablation succombent infailliblement en peu d'heures. Ici je signale une divergence entre M. Gratiolet et M. Brown-Séquard. Pour celui-ci, l'ablation d'une capsule surrénale entraîne la mort comme l'ablation des deux. D'après M. Gratiolet, l'animal survit parfaitement après l'ablation partielle ou totale de la capsule gauche; il ne meurt qu'après l'ablation de la capsule droite. La lésion traumatique opérée du côté droit paraît suffisante à M. Gratiolet pour expliquer cette issue funeste, à cause des rapports de la capsule droite avec la veine cave et le foie. M. Brown-Séquard, au contraire, se croit convaincu, d'après de nombreuses et cruelles vivisections, de l'innocuité de l'hémorrhagie, de la phlébite et des lésions simultanées ou isolées du péritoine, des reins et du foie. Les opérations qu'il pratique sur les capsules lui rendent suffisamment compte de la mort des animaux soumis à l'expérience; il néglige totalement le traumatisme intense qu'il suscite en eux.

Tels sont les faits que M. Trousseau invoqua en faveur de la nouveauté anglaise: « Sans doute, dit-il, de graves lésions des capsules surrénales n'amènent pas toujours la peau bronzée, au même titre que la fièvre putride (*febris putrida genuina* de Stoll) ne s'accompagne pas invariablement de lésions graves des glandes de Peyer et de Brunner, au même titre que les fièvres intermittentes légitimes peuvent exister sans engorgement splénique. » Après cet aveu sur la contingence des lésions locales considérées comme causes productrices des états morbides généraux, M. Trousseau se lance sur le terrain des sciences latérales, et il y puise ses principaux arguments. Localisant une cachexie dans les altérations des capsules surrénales, il ne tient qu'un compte secondaire des désordres trouvés dans les autres organes, tels que les tubercules pulmonaires qui existaient chez son malade, à un moindre degré, il est vrai, que sur celui dont M. Second-Ferréol a raconté l'histoire.

Ainsi M. Brown-Séquard avait limité dans la lésion isolée d'un organe la cause efficiente de la mort des nombreux animaux sur lesquels il expérimentait.

La communication de M. Trousseau souleva une discussion brillante, à laquelle M. Bouillaud prit la plus grande part. Ce savant Professeur, qui a fait tant d'efforts dans le but d'arriver à la certitude du diagnostic local, ne devait pas être suspecté à priori d'un trop grand attachement pour les généralisations diathésiques. Néanmoins il manifesta une opinion radicalement opposée aux assertions de M. Trousseau. A l'entendre, *les vivisections acceptées par l'illustre thérapeutiste constituent de la physiologie amusante plutôt que de la physiologie instructive. Dans les affections cachectiques, c'est une chose extrêmement rare qu'il n'y ait d'altérations que dans un organe. Une cachexie nouvelle ne peut pas se présenter sans autre lésion pathologique qu'une altération des capsules surrénales.*

Un Professeur de Montpellier n'aurait pas mieux dit. Par cette déclaration solennelle, l'auteur du Traité des maladies du cœur s'est posé en champion de l'ÉTAT GÉNÉRAL, et a hautement accusé l'insuffisance de l'organicisme qu'il avait jusqu'ici défendu avec un talent si remarquable. On aime à relire les belles paroles qu'il a jetées du haut de la tribune académique aux échos étonnés de la rue des Saints-Pères.

Ne repoussons toutefois ni M. Addison, ni M. Trousseau, son interprète. Il y a dans la découverte anglaise quelque chose qui restera : ce n'est pas une de ces nouveautés éphémères que la mode scientifique met à l'ordre du jour et qui disparaissent avec elle. Le médecin de *Guy's Hospital* ouvre une voie infréquentée. Entrons-y avec confiance; mais, de peur de nous égarer, suivons pas à pas le flambeau de l'observation, sans nous laisser éblouir par les fausses lueurs de l'hypothèse. Que de fois, dit avec raison M. Trousseau, ne voyons-nous pas, dans les hôpitaux, de malheureux cachectiques non atteints d'anémie bronzée dont l'autopsie révèle les lésions organiques les plus diverses sans altération dans les capsules surrénales ! D'autres infortunés succombent avec les symptômes de la maladie d'Addison : à la nécropsie, à part des altérations variables observées dans plusieurs viscères, on trouve une lésion manifeste des capsules surrénales. Cette altération n'est donc pas un mythe.

Pour nous, cette lésion, si elle était constante, constituerait le schématisme de l'affection interne. Celle-ci est la cause souveraine de toutes les manifestations pathologiques. Pourquoi voudrait-on nier une localisation nouvelle ? L'examen minutieux des tubercules d'un phthisique empêche-t-il de remonter à la diathèse puissante qui les produit ?

Deux objections pourraient être faites à la théorie admise : 1o *Pourquoi localiser un état général dans un organe aussi petit que les capsules surrénales?* Je réponds que cette localisation ne doit pas être faite d'une manière exclusive. Ne voit-on pas pourtant, dans d'autres or-

ganes plus importants , il est vrai , un épuisement
unique de l'affection diathésique ? Dans la phthisie pulmonaire, il n'y a parfois que les poumons de tuberculeux. A l'hôpital St-Éloi, j'ai eu l'occasion de faire l'autopsie d'un jeune soldat , atteint d'un énorme engorgement tuberculeux du péritoine , et dont les poumons ne
contenaient qu'un très-petit nombre de tubercules crus.
Il faut , pour expliquer ces faits, étudier attentivement
les rapports de la diathèse avec les prédispositions parti-
culières de chaque organe. Plusieurs diathèses ont au
début des localisations bien limitées. Ce fait se constate,
mais ne peut pas être érigé en règle générale, puisqu'on
voit apparaître des diathèses, aiguës pour ainsi dire,
qui se localisent en très-peu de temps sur tous les sys-
tèmes organiques. Les cachexies s'accompagnent le plus
souvent de cet envahissement général; mais elles peuvent survenir après la localisation d'un produit nouveau
sur un seul organe. L'importance de cet organe, la
nature, l'ancienneté et l'étendue de la lésion, avant tout
les conditions générales du sujet, ont alors une immense
influence.

2o Des altérations organiques de nature différente ont
été rencontrées dans les capsules surrénales. Est-il permis
d'en faire la cause d'une seule et même maladie ? Cette
objection est plus sérieuse que la précédente. Toutefois
elle n'est pas insoluble. On voit figurer indifféremment,
parmi les altérations, des capsules coïncidant avec la
couleur bronzée de la peau, leur suppuration, leur
atrophie, accompagnée de dépôts fibrino-calcaires, leur
augmentation de volume avec induration, des dépôts
tuberculeux ou fibrineux, des transformations cancé-
reuses, et on a voulu trouver, dans cette variété de

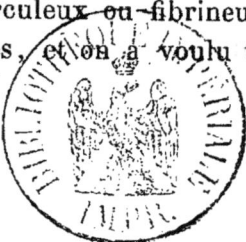

lésions, des preuves contre l'existence de la maladie
d'Addison. Si on eût comparé cette maladie avec celle
d'autres organes importants, on n'aurait pas trouvé,
dans le fait allégué, une objection aussi sérieuse. Tout
organe lésé réagit à sa manière. Assurément l'organe
ne fait pas la maladie, mais il fait souvent le symptôme.
Toute maladie du poumon, de quelque nature qu'elle
soit, amène une gêne dans les fonctions respiratoires.
De même, les maladies du foie s'accompagnent, avec
quelques exceptions, il est vrai, soit de vomissements
de matière bilieuse, soit d'ictère. Ainsi l'altération des
capsules surrénales, quelle que soit sa nature, s'accompagne d'une coloration noire de la peau due à la con-
version en pigment de la matière noire non éliminée par
les veines capsulaires et la veine cave.

Malheureusement tout cela est de la théorie hypo-
thétique. Depuis que M. Addison a appelé l'attention sur
ce sujet, on s'est convaincu qu'il existait des peaux
bronzées sans lésions dans les capsules surrénales, et
que réciproquement la lésion des capsules surrénales
n'amenait pas toujours la peau bronzée. Les journaux
de médecine renferment tous les jours des faits de ce
genre. M. Albert Puech, Chef-interne de l'Hôpital civil
de Toulon, collaborateur des *Annales Cliniques*, a
tâché d'éclairer cette partie de la question dans les
conclusions d'un travail présenté à l'Institut (séance
du 15 Septembre 1856). Il a publié, dans la *Gazette
Hebdomadaire*, le compte-rendu de l'autopsie d'une
femme atteinte de plaques bronzées de la peau, et
dont les capsules surrénales ne présentaient aucune
altération. Il a même eu l'obligeance de me communiquer,
dans une lettre particulière, l'observation suivante qu'il

tient de M. Lauvergne, premier Médecin en chef de la
Marine, et que je reproduis ici, en laissant à son auteur
toute la responsabilité de l'appellation qu'il lui impose.

« Pendant l'hiver de 1827, dit M. Albert Puech, la
corvette l'*Iphigénie*, se trouvant en croisière sur les côtes
d'Afrique, essuya un fort coup de vent. A la suite des
manœuvres, plusieurs hommes de l'équipage se présen-
tèrent avec une coloration brune qui siégeait par plaques
à la face, au cou, à la poitrine et aux bras. Cette espèce
d'épidémie apyrétique (lassitude, inappétence) fut attri-
buée par M. Lauvergne à l'usage continué de salaisons et
de fromages plus ou moins altérés. La suite lui donna
raison; car, ayant obtenu de relâcher, cette coloration
insolite se dissipa après deux mois, sous l'influence de
légumes et de viandes frais. Au mois de Septembre se
trouvait, dans le service du même médecin, un sous-offi-
cier de l'infanterie de marine qui, présentant des phénomènes pareils, les vit disparaître sous l'influence des
toniques. » Ces faits peuvent-ils être revêtus du nom de
la maladie nouvelle ? J'ai peine à le croire, malgré mon
amitié et ma considération pour mon honorable collègue.
Leur étiologie, leur symptomatologie, leur thérapeutique,
l'efficacité du traitement employé, me les font considérer
comme liés à l'affection scorbutique dont les malades
présentaient une des manifestations les plus fréquentes,
les ecchymoses superficielles. Assurément, s'il est une
maladie qui ressemble à l'anémie bronzée, c'est le scorbut;
mais leurs différences ne sont pas moins évidentes que
leurs points de contact. A l'époque où je soutins ma
thèse inaugurale (1), avaient lieu les premières commu-

---

(1) Essai sur le scorbut étudié à l'Hôtel-Dieu St-Éloi pendant les
années 1855 et 1856. Thèses de Montpellier, n° 79. 1856.

nications académiques sur la maladie d'Addison ; il ne
me fut pas possible d'exposer le diagnostic différentiel
des deux états morbides ; j'essaierai de le faire un peu
plus bas.

M. Albert Puech me cite encore l'observation qu'il se
propose de publier ultérieurement, d'une femme atteinte
non d'anémie bronzée, mais d'ictère, et dont les capsules
surrénales étaient altérées.

En présence de tant d'opinions diverses, j'ai été heu-
reux de pouvoir recueillir, dans le service de la clinique
médicale à l'hôpital St-Éloi, un fait très-intéressant que
je transcris.

OBSERVATION. — X...; âgé de 18 ans, engagé volontaire
au 95e de ligne, constitution délicate, tempérament
lymphatique. Sa mère est morte phthisique un an après
sa naissance. Depuis son enfance, il a une otorrhée du
côté droit, qui coule principalement quand il est malade.
Il a toujours eu une complexion délicate et une grande
facilité à s'enrhumer. A 1 an, on lui appliqua un
grand vésicatoire sur la poitrine ; à 15 ans, il eut, dit-il,
une fièvre muqueuse, et il dut cesser d'être chantre à
l'église de Niederbronn (Bas-Rhin), lieu de sa naissance, à cause de la fatigue, facile à comprendre
d'ailleurs, que lui procurait un exercice de ce genre.
Depuis son enfance, il toujours toussé. Son teint était
alors pâle jaunâtre : après sa fièvre muqueuse, il devint
tous les ans de plus en plus foncé. A 16 ans, il eut une
pleurésie du côté gauche. Quand il en fut guéri, il fit
son apprentissage dans le commerce jusqu'à 18 ans : à
cette époque, il s'engagea après avoir perdu son père qui
était mort du choléra au mois de Septembre 1855.

Engagé le 2 Mai 1856, il arriva à Montpellier le 24 Mai.

Envoyé à l'exercice, il pouvait à peine porter ses armes
et était l'objet des railleries des soldats. Une somme de
60 fr. lui fut volée. La nostalgie vint se mêler à tous
ces désagréments, et il entra le 13 Juin à l'Hôtel-Dieu
St-Éloi, dans le service de la clinique médicale, à la tête
duquel M. le Professeur Dupré était alors placé. La coloration bronzée, demi-noire, de son système cutané,
qui semblait le rattacher à la race nègre, contrastait avec
la goniométrie de son visage qui offrait tous les attributs
de la race blanche, moins la couleur. Sa physionomie
est très-intelligente, son front large et développé, ses
cheveux plats et soyeux, ses yeux noirs, brillants et
expressifs. Son nez participe des deux types aquilin et
romain. Ses lèvres sont longues, minces et verticales; il
n'y a pas le moindre prognathisme. Le malade est très-
intelligent et répond parfaitement aux questions qu'on
lui adresse. Il rédigea et écrivit lui-même son observation.
Il se plaint de tournoiements de tête; il a une faiblesse
extrême, de la diarrhée et de la fièvre, surtout le soir.
Il tousse et est essoufflé au moindre effort. Un bon régime
et une médication tonique astringente lui permirent
bientôt de quitter l'hôpital d'où il sortit le 18 Juin. Il
reprit son service, et, ne pouvant pas en supporter les
fatigues, il rentra, le 5 Juillet, à l'hôpital St-Éloi dans le
même service qui était alors dirigé par M. le Professeur
Fuster, avec les mêmes symptômes, beaucoup plus
marqués seulement qu'à sa première venue dans les
salles de la clinique médicale. Le 10 Août, il quitta l'hôpital. Après une semaine pénible passée à la salle des
convalescents, il fut envoyé en garnison à Aniane,
petite ville humide et malsaine, située au N.-0. et
à 34 kilomètres de Montpellier. A peine arrivé à

Aniane, X... dut être envoyé à l'infirmerie où il passa trois semaines, toujours comme il le raconte, pour la même maladie. Le repos avait amendé notablement son état, lorsque, le 7 Septembre, sa compagnie ayant reçu l'ordre de revenir à Montpellier, il partit avec elle et fit la route à pied par un temps pluvieux. Il éprouva une fièvre avec claquements des dents et tremblements de tous les membres. Le lendemain, il entra à l'hôpital St-Éloi, toujours dans le même service dont M. Bourely, Professeur-Agrégé, était alors chargé.

X... offrit encore les mêmes symptômes avec une intensité de plus en plus marquée. Comme au mois de Juin, comme au mois de Juillet, il éprouve des tournoiements de tête, des titubations et des vertiges, une faiblesse de plus en plus grande, des alternatives de diarrhée et de constipation, une fièvre caractérisée plutôt par une chaleur modérée mais constante de la peau, qui augmente chaque soir, que par la fréquence et l'élévation du pouls qui est plus rare qu'à l'état normal et présente, au moment de l'exacerbation nocturne, une élévation et une fréquence légères qui ne sont pas en rapport avec la chaleur fébrile. Que le pouls s'élève ou s'abaisse, qu'il soit fréquent ou rare, la dépressibilité et la lenteur y sont toujours plus marquées que la force et la vitesse. La percussion et l'auscultation dénotent une sub-matité sous-claviculaire, de la rudesse aux deux sommets, quelques râles sibilants épars surtout à la partie postérieure; pas de bruits anormaux du côté du cœur. La respiration est un peu gênée pendant l'exacerbation, (Quelques symptômes d'embarras gastrique existèrent à la fin de son séjour à l'hôpital, pendant le mois de Juillet; au début, lors de sa troisième entrée, au mois de

Septembre.) L'abdomen est souple, facile à explorer,
aplati. Il n'y pas le moindre ballonnement, pas de gargouillement dans aucune des fosses iliaques. On n'a pas
constaté de taches rosées, tout autant du moins qu'elles
peuvent être aperçues sur une peau ainsi altérée dans
sa couleur. Les urines ont toujours été limpides. Il n'y
a pas eu d'épistaxis ni de délire. Le malade, immobile,
couché sur le dos, les yeux à demi fermés, est isolé de
tout ce qui l'entoure. Ses sens, concentrés en eux-
mêmes, ne paraissent plus communiquer avec le monde
extérieur. Il ne dort pas; mais, quand on lui parle, il
faut, pour ainsi dire, le réveiller.

Quel nom donner à cet état pathologique ? Peut-être,
en d'autres lieux, le jeune âge du malade, la diarrhée,
les vertiges, le *coma vigil*, l'étiologie spécifique, le
feraient considérer comme une fièvre typhoïde; et pourtant les rechutes fréquentes, l'absence de gargouillement
et d'épistaxis, le *subdelirium* dès le début, devraient
éloigner de cette idée. Sans nier l'existence d'une maladie si bien étudiée de nos jours et dont les causes et
l'anatomie pathologique ont des caractères si tranchés,
on ne peut s'empêcher de déplorer la confusion que nos
contemporains ont jetée dans la pyrétologie. « La *fièvre
typhoïde*, sous son étiquette moderne, comme dit M. le
Professeur C. Anglada, ne serait-elle qu'une ancienne
connaissance qui a souvent changé de nom, et dont il
s'agit seulement de vérifier l'identité, passablement em-
brouillée par tous ces baptêmes ?...... Les anciens pyré-
tologistes l'ont appelée tour à tour *fièvre maligne, putride,
synoque, putride nerveuse, ataxique, adynamique,* etc....
» Que de fièvres graves, *catarrhales, bilieuses, inflam-
matoires, nerveuses,* sont aujourd'hui jetées pêle-mêle

dans le creuset de la fièvre typhoïde, uniquement parce qu'elles s'adjoignent quelques épiphénomènes typhiques ! Que de *fièvres rémittentes*, curables par le quinquina, sont aujourd'hui méconnues, au grand détriment des patients, parce que le nom de fièvre typhoïde, qu'on se hâte de leur appliquer, entraîne la thérapeutique dans des voies opposées à celle qu'elle devrait suivre pour être utile !........

» En vérité, si le sujet n'était pas si sérieux, on pourrait s'égayer, avec Montaigne, de voir ces herbes si diverses englobées collectivement sous le nom de *salade*...... (1). »

Pour nous comme pour nos Maîtres, la maladie dont l'observation vient d'être citée n'a jamais été une fièvre typhoïde, mais elle appartenait à l'espèce des *fièvres lentes nerveuses* dont Huxham a tracé un si beau tableau dans le courant du siècle dernier.

Le traitement fut extrêmement simple : un ipéca à dose vomitive pour enlever la complication gastrique, puis une surveillance attentive, par rapport au régime plutôt hygiénique que médicamenteux qui fut employé, et dans lequel les consolations morales entraient pour une large part, en constituèrent les bases principales. La fréquence des rechutes, un ictère qui survint du 29 Septembre au 13 Octobre, et qui n'était guère visible que sur les sclérotiques, un œdème des membres inférieurs avec bouffissure de la face, l'apparition du bruit de souffle dans les carotides, nécessitèrent l'emploi de quelques to-

---

(1) C. Anglada. Lettre médicale sur la prétendue dégénérescence physique et morale de l'espèce humaine déterminée par le vaccin.

niques incisifs et de frictions sur les membres inférieurs
avec la teinture de quinquina. Bientôt tous ces symptômes disparurent , et X...... obtint, le 1er Novembre
1856, un congé de réforme dont il est allé jouir dans son
pays.

Malgré l'amélioration de l'état général, la peau bronzée
persista toujours ; suivant que X..... était plus souffrant,
elle offrait des variations de teinte, et devenait plus
foncée. Cette couleur était tout-à-fait spéciale : ce n'était
ni la cyanose, ni cette teinte gris plombé qui survient
chez les individus soumis à l'usage interne du nitrate
d'argent , ni un purpura ; c'était une coloration « d'un
» brun de sépia assez foncé, net et pur, sans mélange de
» nuance olivâtre. » J'emprunte ces expressions à l'observation déjà citée de M. Second-Ferréol qui a parfaitement
saisi la teinte caractéristique de la maladie d'Addison.
Chez le malade de l'hôpital St-Éloi , la coloration bronzée
était plus foncée sur le tronc qu'à la face , aux pieds et
aux mains. A la face, le front est la partie la plus brune.
Aux pieds et aux mains, les régions plantaires et pal-
maires sont plus brunes que les régions dorsales. Les
ongles sont les parties le moins colorées. A part cette
teinte brun sépia générale, existe un piqueté bleu noir
constituant des taches irrégulières ; la plupart ont la
grosseur d'une tête d'épingle ; les plus nombreuses, très-
petites, ne peuvent être vues qu'à la loupe ; quelques-
unes, plus grosses et plus irrégulières, ont une surface
d'environ 1 centimètre carré. Aux aisselles, à la paroi
abdominale antérieure et à la verge , ces taches noires
sont confondues.

Les muqueuses ont leur coloration rosée ordinaire ,

3

mais quelques taches gris noirâtre se remarquent sur les muqueuses labiale et gingivale.

Le sang du malade n'a pas été analysé. Il n'y a jamais eu d'hémorrhagie d'aucune nature, et on n'a pas cru devoir recourir à une saignée artificielle.

On a fait l'analyse des urines, et il a été permis de constater qu'elles ne contenaient pas d'albumine, alors même que le malade était infiltré et présentait un commencement d'anasarque. Voici ce qui a été trouvé par M. Sauvan, pharmacien à Montpellier, dont les productions scientifiques ont plus d'une fois enrichi les colonnes des *Annales Cliniques*.

Analyse des urines par M. Sauvan. — Les urines lui furent remises le 12 Novembre, quelques jours avant la sortie du malade. Limpides, inodores, peu foncées en couleur, ces urines, après 48 heures, n'avaient formé aucun dépôt, et ne répandaient pas l'odeur particulière qui caractérise ce liquide. Cette odeur étant due principalement à l'acide urique et à la décomposition de l'urée, il était permis de supposer l'absence de ces deux produits. C'est dans ce but que M. Sauvan dirigea son examen. Après avoir fait concentrer 200 grammes de ces urines, il les traita par l'acide nitrique, qui, au lieu de donner naissance à ces belles plaques nacrées de nitrate d'urée qu'on extrait de l'urine normale, n'a produit qu'une masse gélatineuse. Cette masse fut soumise au lavage afin de reconnaître s'il y avait absence complète de nitrate d'urée. M. Sauvan retira cinq parties de ce sel sur mille parties d'urine, tandis que, d'après l'analyse de Berzélius, l'urée équivaut aux 30 millièmes de l'urine normale.

L'absence de l'urée est un des caractères du diabète ; il y avait lieu de rechercher si les urines de notre malade ne contenaient pas de glucose. M. Sauvan pense qu'elles n'en contenaient pas, la liqueur si sensible de Frommherz qu'il a employée, selon les règles prescrites, n'ayant donné lieu à aucune réaction apparente.

La masse gélatineuse produite par l'acide azotique a aussi attiré l'attention de M. Sauvan. Après en avoir fait un examen minutieux, il y reconnut la présence en quantité assez notable de phosphates de chaux et de magnésie. On sait que Fourcroy a considéré la présence d'une quantité anormale de ces sels, surtout de phosphate de chaux, comme un caractère des maladies rachitiques.

Les urines analysées ne contenaient pas d'albumine.

Voici les réflexions que me suggère l'analyse de M. Sauvan :

L'état anémique du sujet, dénoté par tous les symptômes pathologiques, est encore révélé par l'examen chimique des urines. Bien qu'appartenant à la classe des produits de sécrétion excrémentitielle, ce liquide porte encore l'empreinte de la vie qui l'a formé ; ce qui le prouve, c'est sa prompte décomposion dès qu'il n'est plus renfermé dans ses réservoirs naturels. Comme le sang, l'urine se putréfie lorsqu'elle est soustraite à la puissance de la vie.

Les composés complexes se décomposent plus facilement que ceux qui sont plus simples. Les liquides organiques qui contiennent une dissolution très-minime de substances animales s'altèrent bien lentement hors du corps vivant : c'est ce qui est arrivé pour les urines de notre malade.

Le rapport qui existe entre la respiration et la sécrétion urinaire mérite aussi de fixer notre attention, à propos de l'analyse actuelle. Depuis plusieurs années, M. Dumas,

de l'Institut, avait pensé que l'albumine et les autres
substances azotées formaient les bases de l'urée ; mais il
n'avait pas pu le démontrer par une expérience chimique.
M. le Profr Béchamp est arrivé à ce résultat. Il est parvenu à transformer directement l'albumine en urée, par
une combustion lente, opérée à l'aide d'une dissolution
de permanganate de potasse, vers la température de 80
degrés. Ainsi, dit M. Dumas, M. Béchamp vient de donner
à la théorie chimique de la respiration son indispensable
complément, en prouvant que l'urée dérive de l'albumine ou des produits azotés analogues (1).

Or, les urines de notre malade appartenaient à la classe
des urines *anémiques*, lesquelles sont caractérisées par
la diminution simultanée et proportionnelle des prin-
cipes chimiques qui y sont en dissolution (2). Ce jeune
homme était dans de fâcheuses conditions de santé.
Anémique et menacé de phthisie pulmonaire, sa respiration s'exécutait avec fréquence. Cependant son état,
au lieu d'empirer, a présenté, pendant les derniers
temps de son séjour à l'hôpital, une tendance marquée
vers l'amélioration; comme si, par une sorte de compen-
sation vitale, une partie de la substance qui constitue
l'urée fût restée dans l'organisme pour maintenir les
forces de l'individu, en l'empêchant de maigrir et en
fournissant des matériaux à la combustion pulmonaire.

L'urée est principalement formée aux dépens des ma-
tières albuminoïdes qui n'étaient pas en excès chez
notre malade. Sa force nutritive assimilait une si grande

---

(1) Académie des Sciences, séance du 8 Septembre 1856.
(2) Becquerel, Séméiotique des urines.

quantité de ces substances , que le résidu urinaire de leur digestion était , pour ainsi dire , insignifiant. X... usait du meilleur régime alimentaire qui pût être prescrit dans l'hôpital (chocolat le matin ; demie matin et soir ; rôti , omelette, poisson, peu de légumes; vin vieux à chaque repas, etc.). Si sa santé eût été bonne, l'analyse aurait décélé dans ses urines une quantité d'urée supérieure peut-être à la normale établie par Berzélius , laquelle pourtant dépasse de beaucoup les chiffres posés par M. Becquerel, dont l'analyse est considérée comme plus exacte. En effet, d'après les expériences nombreuses que M. Lehmann a faites sur lui-même et qu'il consigna dans le journal de Tiedemann, en 1842, la proportion de l'urée et des autres corps constituants de l'urine subit de nombreuses variétés selon la nature de l'alimentation. Ainsi une nourriture mixte, ingérée durant plusieurs jours, lui donna, pendant les dernières vingt-quatre heures de l'expérience, 989 gram. 95 d'urine où l'urée entrait pour 32,498. L'usage des œufs pendant le même laps de temps produisit 1202 gram. 5 d'urine avec 53,98 d'urée. Une nourriture végétale fut suivie de 990 gram. d'urine avec 22,481 d'urée ; et une nourriture non azotée n'expulsa que 977,113 d'urine renfermant seulement 15,408 d'urée. Il est digne de remarque que les urines de notre malade soumis à une nourriture mixte, mais principalement azotée , contenaient moins d'urée que celles rendues par M. Lehmann, après plusieurs jours d'une alimentation sans azote. On peut donc avancer que l'état anémique du sujet se révélait même par l'examen des urines. La présence du résidu salin et la diminution notable de l'urée sont des signes non équivoques d'un vice de la nutrition. En outre, l'examen de ce phénomène nous conduit à constater le balancement fonctionnel de la respiration et de la sécrétion rénale. L'activité de la première fonction contrastait évidemment avec la faiblesse de l'autre.

En clôturant cette observation, il importe de signaler un renseignement qui nous est parvenu pendant la rédaction de ce travail. Ce renseignement ne nous paraît pas sans utilité au point de vue de l'acceptation de la maladie d'Addison envisagée comme espèce morbide distincte. Il s'agit de l'hérédité. Nous avons su qu'un des cousins de X... avait été atteint, de 15 à 21 ans, d'un état de faiblesse générale avec coloration bronzée de la peau, et qu'il avait recouvré ses forces et sa couleur naturelle après ce laps de temps. X... a d'ailleurs des sœurs qui sont parfaiment blanches ; et, à part le cousin dont il vient d'être fait mention, aucun membre de sa famille n'a jamais, dit-il, présenté la moindre altération dans la couleur du système cutané.

Pendant le troisième séjour de notre malade à l'hôpital St-Éloi, il fut présenté par M. le docteur Bourely, Professeur-Agrégé, alors chargé du service de la clinique médicale, à MM. les docteurs Aran, Agrégé à la Faculté de médecine de Paris, Scrive, Inspecteur médical, ancien Médecin en chef de l'armée de Crimée, et Lambl, Agrégé à la Faculté de médecine de Prague, qui visitèrent l'hôpital à cette époque (1).

_____

(1) Quelque temps avant son départ, notre malade fut aussi visité par plusieurs membres de l'Académie des Sciences et Lettres de Montpellier.

Après le rapport d'une observation recueillie sous les yeux de nos Maîtres, il faut résumer le débat académique, et établir, s'il est possible, les bases de la nouvelle espèce morbide. Examiner si on peut lui attribuer des causes, des symptômes et un traitement particulier, tel est l'objet des lignes qui vont suivre.

Nomenclature. — La dénomination vague d'*anémie bronzée*, de *maladie d'Addison* doit être conservée. Cette expression, en effet, ne fait rien préjuger sur la nature de la nouvelle espèce pathologique ; elle se borne à désigner un symptôme reconnu par tous.

Étiologie. — Il est bien évident que l'anémie bronzée n'a pas d'autres causes spéciales que la prédisposition de l'individu. Toutes les causes débilitantes peuvent être ici invoquées. Pourquoi ces causes produisent-elles, chez certains sujets, l'espèce anémique nouvellement décrite, tandis que, chez d'autres, elles n'amènent que les symptômes d'anémie généralement admis? C'est là une question qui restera long-temps insoluble. Tous les auteurs reconnaissent que la localisation sur un organe important d'un état diathésique s'accompagne de phénomènes symptomatiques propres à cette localisation. Ainsi la tuberculisation pulmonaire a, pendant un temps assez long, des symptômes réactifs différents de la tuberculisation osseuse, jusqu'à l'arrivée de la cachexie qui sème dans tout l'organisme les produits de la diathèse, mais qui peut aussi survenir sans la généraliser. Si on reconnaît l'existence de ces faits pathologiques, on ne peut refuser aux capsules surrénales la possibilité d'être atteintes, elles aussi, par des envahissements diathésiques, et de réagir sur l'économie tout entière ; mais, d'autre part, il n'est que trop vrai qu'on a observé, même de nos jours, des cas d'anémie bronzée sur des sujets dont l'autopsie n'a révélé aucune lésion dans ces organes. Dans tous les temps, d'ailleurs, on a constaté un rapport aussi évident entre les dyscrasies et la couleur de la peau des sujets qui en sont atteints. Qu'on nous permette d'invoquer ici les princes de la médecine.

Hippocrate, moins partisan de l'hypothèse que la plupart de ses commentateurs, est sobre de détails sur les liquides et sur les divers rôles qu'on leur a fait jouer depuis. Celse s'abstient de toute réflexion inutile. Galien, dont le génie encyclopédique ne saurait faire oublier les défauts, se lance dans les théories humorales que le moyen âge a exagérées. Il examine les effets du mélange de l'atrabile avec le sang comme cause productrice des ulcères, du cancer, de l'éléphantiasis, etc. (1); mais il ne fait pas mention, dans son *De atra bile libellus*, des rapports de l'atrabile avec les dyscrasies qui se manifestent par une altération de la couleur du tégument externe. Arétée est plus explicite en plusieurs endroits de ses ouvrages. Dans le chapitre de son Traité des maladies aiguës, où il décrit l'hépatite avec suppuration du foie, il dit des malades qui en sont atteints : *Colore ex atro viridique permixto infecti sunt, plumbea scilicet specie* (2). Cette citation n'a aucun rapport avec la maladie d'Addison ; il n'en est pas de même de la suivante. Dans son Traité des maladies chroniques, il décrit sous le nom de *melancholia* tous les symptômes de notre lypémanie, depuis l'hypochondrie jusqu'à la zoanthropie. Ses peintures se distinguent par une concision énergique et une vérité saisissante

---

(1) *Galen. loc. cit.*
(2) *Aret. Cap. De caus. et sign. acut. morb., lib. II., cap. VII.*

qui font encore l'admiration des siècles. Les mélancoliques,
dit-il, *colore fœdo et ex atro viridique commixto tin-*
guntur....... *Id malum colore aurum repræsentat, sed*
non hominem decet quod in lapide pulchrum fuerit (1)*;*
mais il rattache tous ces symptômes à la diffusion de la
bile dans le sang. Cependant il s'élève quelquefois au-
dessus de cette étiologie matérielle, ainsi que le prouvent ces lignes : « *Fama est, ex his quempiam insanabiliter*
se habentem, quum puellam deperiret, medicis nil profi-
cientibus, amore fuisse sanatum. Ego vero suspicor, eum
ab initio in puellam exarsisse, inde tristem, et languenti
animo, quod ea non potiretur, evasisse, suisque popularibus
melancholicum visum esse : at iste ubi puellæ amatæ se con-
junxit, mœstitia recessit : ira, et animi languor discussus
est, gaudium tristitiam delevit, et mens amore medico pror-
sum sanata est (2). »
Si nous consultons Alexandre de Tralles, nous trouvons
des symptômes d'anémie bronzée coïncidant avec quelques
symptômes de la fièvre lente nerveuse dont notre malade
était atteint. Il considère l'anémie bronzée comme une
dépendance de la fièvre hectique, tandis que, dans les
observations récentes, la coloration bronzée de la peau
est considérée comme le premier degré de l'hecticité :
« *Marasmodis febris ab hectica profectæ signa, etiam ex*
ipsa sola ægri facie omnibus manifestissima existunt.
Primum enim color vivus ac sanguineus, quem Græci
χροιᾶς ἄνθος, *hoc est florem coloris appellant, non amplius*
in eis servatur ; sed nigrior quodammodo, exaridus, et ab
immodica febrium caliditate squalidus apparet; cutis vero
frontis calide distenditur, et palpebræ gravantur ceu in iis

---

(1) *Id. De diut. morb., lib. I, cap.* **V.**
(2) *Ibid. De diut. morb., cap.* **XV.**

qui dormituriunt; non autem est somnus , sed potius im-
bccillitas musculorum , qui palpebras sursum attrahere
solent; unde etiam pituitas crassas , quas λήμας *vocant*
Græci, aridas ob naturalium facultatum impotentiam , in
oculis habent...... (1). » Cœlius-Aurelianus exprime des
idées analogues lorsqu'il dit : « *Sequitur cachecticos pallor*
subalbidus, aliquando etiam plumbeus color, debilitate
tardus ac piger corporis motus, cum inflatione inani, ali-
quibus etiam ventris fluor cum febricula in plurimis labente,
quœ circa vesperam magis augetur...... (2) »

Bien des siècles après ces illustres médecins, Sauvages
a admis un ictère noir (*melanicterus*), caractérisé par le
dépôt sur le système cutané de taches livides ou noirâtres,
ou par le noircissement de la peau, sans l'existence de
symptômes scorbutiques. Sauvages fait de l'ictère noir le
quatrième genre du sixième ordre de sa classe des Cachexies, et il le subdivise en neuf espèces, parmi lesquelles il distingue, entre autres, l'ictère noir atrabi-
laire, et l'ictère noir provenant d'un squirrhe, soit du
foie, soit de la rate (3); mais de là à la localisation de
M. Addison, il y a un abîme.

On voit que ces grands Maîtres regardaient l'anémie
bronzée comme le symptôme d'une dyscrasie causée par
des peines morales ou par un état diathésique. La dyscrasie, en effet, voilà la vraie cause de l'anémie bronzée,
laquelle s'accompagne, dans un grand nombre de cas,
de lésions dans les capsules surrénales; cette lésion,
quand elle existe, réagit à son tour sur l'économie.

Quant aux autres causes auxquelles on voudrait faire
jouer un rôle spécial, elles sont bien moins importantes.

(1) *Alex. Trall. de Arte med.*, lib. *XII, cap. IV de Febre hectica.*
(2) *Cœl.-Aurel. morb. chron.*, lib. *III, cap. VI, de cachexia.*
(3) *Pathologia methodica*, Lugduni, 1759.

La profession, par exemple, est tout-à-fait insignifiante, car l'anémie bronzée a été observée aujourd'hui chez des individus de toutes les classes. Toutefois, M. le docteur Pourché, Agrégé libre de la Faculté de médecine, nous a dit en avoir observé, avant les premières communications académiques, un cas qui se termina par la mort, chez un cocher des pompes funèbres de Montpellier. On se rappelle que le malade de M. Trousseau était un cocher de ministère.

Symptômes. — On a noté le plus souvent une coexistence de l'anémie bronzée avec les tubercules pulmonaires. Peu de médecins l'ont observée avec tous les symptômes que M. Addison lui a assignés. Il a été remarqué plus haut que les phénomènes gastralgiques et surtout les convulsions épileptiformes manquaient très-souvent. Quant à l'anatomie pathologique, elle est elle-même contingente, bien qu'elle fournisse parfois des résultats heureusement fécondés par les théories.

Le *pronostic* est des plus variables. Le *traitement* n'a pas encore été rangé sous les lois de la spécificité.

Pour ce qui est du *diagnostic*, il est peu de maladies, à part le scorbut et la coloration ardoisée des sujets soumis à l'usage interne des préparations de nitrate d'argent, qui puissent être confondues avec l'anémie bronzée. Dans le scorbut, il n'y a possibilité de comparaison qu'avec les couleurs ecchymotiques; mais celles-ci ne sont jamais générales; elles n'existent que là où il y a ecchymose : en outre, les ulcérations gingivales et l'étiologie spécifique seront tenues en ligne de compte.

Quant aux individus soumis aux préparations de nitrate d'argent, la coloration est ardoisée et non bronzée ; elle ne présente pas d'ailleurs le piqueté noirâtre plus foncé que la teinte générale.

Toutes les autres couleurs cachectiques des fièvres intermittentes, du cancer, des maladies saturnines, des fièvres pétéchiales, etc, ont des caractères si tranchés qu'il est inutile de les signaler ici. Il en est de même de la suffusion noirâtre de la période asphyxique du choléra, laquelle, abstraction faite de l'individu et des autres symptômes, a beaucoup de ressemblance avec la couleur bronzée d'Addison. Mais est-il permis de mettre en rapport le type de la maladie aiguë, pour ainsi dire, avec le type de la maladie chronique?

Les maladies cyaniques autres que le choléra, sont dues le plus souvent à une lésion organique du cœur ou des gros vaisseaux; il est donc inutile de s'y appesantir.

Résumons-nous : 1o bien qu'on ait observé, dans tous les temps, des symptômes d'anémie bronzée, il faut reconnaître que M. Addison a rajeuni ce sujet, en précisant les données antiques et en attribuant à la maladie des lésions anatomiques inobservées jusqu'à lui.

2o L'anémie bronzée, comme la maladie de Bright, consiste essentiellement dans une altération particulière de la vie.

3o L'altération des capsules surrénales peut exister sans couleur bronzée de la peau, et réciproquement la couleur bronzée de la peau peut exister sans altération des capsules surrénales.

4o Quand la lésion des capsules existe, on peut expliquer la maladie par la théorie suivante : les capsules surrénales sont chargées d'éliminer par les veines une matière colorante contenue dans le sang. Lorsque l'élimination n'a pas lieu, cette matière colorante se répand dans tout le corps, et, déposée sur l'appareil pigmentaire, elle produit la coloration bronzée que M. Addison a signalée.

FIN.

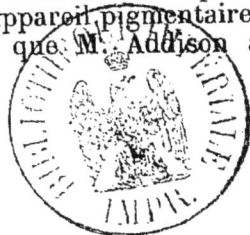